QUELQUES

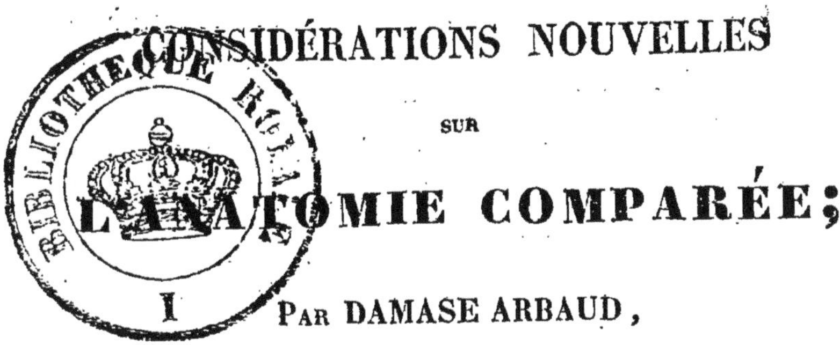

CONSIDÉRATIONS NOUVELLES

SUR

L'ANATOMIE COMPARÉE;

Par DAMASE ARBAUD,

SECRÉTAIRE GÉNÉRAL DU CERCLE MÉDICAL DE MONTPELLIER, ETC.

Ce Mémoire lu d'abord au Cercle médical, a été présenté au Congrès méridional. — Sect. des Sciences natur.

> L'état normal, c'est d'osciller dans l'espace
> embrassé par l'association du système vasculaire
> et du système nerveux, à titre d'égalité.
> M. Ribes, *Discours sur la vie de l'Individu.*

I. On a répété bien souvent, depuis Mme de Staël, que les habitans du Méxique portent chacun, en passant sur le grand chemin, une pierre à la grande pyramide qu'ils élèvent au milieu de la contrée. Nul ne lui donnera son nom, mais tous auront contribué à un monument qui doit survivre à tous. — Et nous aussi nous élevons un monument, chacun de nous apporte sa pierre à l'édifice ; mais plus prudens que les anciens Méxicains, nous avons un plan, un plan inspiré par un principe auquel nous avons foi, un plan tracé par un Homme que nous aimons. Aussi notre édifice ne sera pas, comme celui des bords du Méchascébé, un monceau de ruines long-temps avant

d'être terminé ; mais il s'élèvera étonnant en les hom-
mes autant par l'harmonie et la majesté de son ensemble , que par la richesse et la variété de ses détails ; il
sera l'œuvre de tous, comme il sera l'œuvre d'un
Seul ; car tous auront travaillé sous l'inspiration d'un
Homme fort, car chacun se sera développé dans la
spirale immense dont il occupe le sommet.

II. Dans son discours sur la vie de l'individu , M. le
Professeur Ribes disait l'an dernier : « les animaux
inférieurs , comme l'embryon humain, sont un corps
muqueux , fond commun qui est le point de départ
ou le minimum de spécialisation de la série animale
dans les uns, des âges de l'individu dans l'autre. En
s'élevant , on remarque que ce qui était muqueux
et mou devient celluleux et liquide , c'est-à-dire,
est du tissu cellulaire imprégné de lymphe plastique.
Dans l'échelle animale , les transformations progressives conduisent la masse commune à des états solides et liquides variés. Dans l'individu , la substance
muqueuse passe à des états divers de consistance et
de liquidité correlatifs ou harmoniques , et sous ce
double aspect l'homme quand il a fait toute sa crois-
sance , est ce qu'il n'était qu'un germe en commençant. — Examinez de plus près les transformations
de la masse cellulo-muqueuse de l'être humain ; et
le fait paraît plus distinct. D'un côté , les mailles
deviennent des vaisseaux , et le liquide plastique
devient la lymphe circulant dans ces premiers vaisseaux. De l'autre, la masse commune se change en un
tissu pulpeux , appelé nerveux, origine d'une deuxiè-
me série de mutations parallèles aux précédentes. . .»
« D'abord, arrêtez-vous à cette circonstance qu'ils
ont une origine commune, et que dans le tissu cel-

lulaire générateur ils ne sont pas spécialisés encore.
Au tissu cellulaire, vous ne touchez que ce qui est
seulement virtuellement nerveux et vasculaire. Les
vaisseaux blancs et les premiers nerfs abdominaux,
dénotent déjà par leur aspect anatomique, le fond
duquel ils se dégagent ; car les nerfs abdominaux à
ce moment sont peut distinct des vaisseaux. A mesure
qu'on monte, les deux natures organiques se distin-
guent, ressortent mieux ; et néanmoins en même-
temps les vaisseaux s'entrelacent, se combinent avec
intimité jusqu'aux extrémités de la hiérarchie vivante,
et cette pénétration est réciproque. Là encore, les
vaisseaux se fondent dans la substance encéphalique ;
là des nerfs se plongent dans les muscles, et ensemble
ils se perdent au sein du tissu cellulaire, duquel il
n'est pas possible de les abstraire, si ce n'est par
l'imagination. — *L'unité-triplicité* est là sous vos yeux,
sous quelque aspect que vous envisagiez la vie. Il y
a trois systèmes généraux, et il n'y en a qu'un ; il
y a un seul système général, et il y en a trois en
même-temps. Telle est l'association que les spécialisations rendent indéfiniment diverse 1. »

III. Les animaux peuvent être considérés comme *un*
être collectif, qui se développe suivant une loi physio-
logique particulière. Les travaux de tous les Naturalistes tendent aujourd'hui à prouver cette assertion ;
mais, malheureusement, ils n'ont envisagé qu'une
des faces de la question, car si tous les êtres se res-
semblent, tous présentent aussi des différences qui
les spécialisent : partout il y a à la fois *type commun*
et *type propre.*

<hr>

1 M. F. Ribes, *Discours.* 2e édition, pag. 213 et suiv.

Si la Doctrine que j'exposai en commençant est vraie, le règne animal dans son évolution doit réproduire la série de faits dont M. RIBES a présenté le développement dans l'espèce humaine et dans l'individu. Pour vérifier cette conception, pour apporter notre pierre à l'édifice que de plus habiles commencent à élever, nous le suivrons dans ses spécialisations diverses et progressives ; nous établirons que, dans tous les cas, il y a du tissu cellulaire, des nerfs et des vaisseaux, mais combinés selon des modes et à des degrés différens ; nous montrerons le règne animal, cellulaire d'abord, développant *simultanément* son aspect nerveux dans les articulés, son système vasculaire dans les mollusques, et les combinant, enfin, d'une manière de plus en plus parfaite, et à des degrés de plus en plus égaux, dans les vertèbrés, dans les mamifères, jusqu'à ce qu'il arrive dans le couple humain, à la manifestation la plus complète de sa vie cellulo-nerveuse et vasculaire.

Sans nous occuper aujourd'hui de ces êtres paradoxaux, que la botanique et la zoologie se disputent encore, et dont la nature cellulo-muqueuse est incontestable, nous arriverons de suite à des productions bien évidemment animales.

IV. Si l'on examine au microscope une méduse, une hydre d'eau douce, etc., on la trouvera formée d'une masse demi-fluide et demi-solide, composée d'une multitude de petits globules nageant dans des liquides mucilagineux, et dans laquelle, ni le scalpel, ni le microscope, ne peuvent montrer des nerfs ou des vaisseaux. Il semble bien difficile de douter de la nature de cette substance, car elle présente tous les caractères du tissu cellulo-muqueux, elle en est pour

ainsi dire le type ; elle offre une si grande analogie avec l'œuf que M. Carus a nommé *oozoaires* tous les animaux qui en sont formés. Malheureusement, les Physiologistes partaient d'une hypothèse qui, vraie dans l'homme et les animaux supérieurs, ne pouvait plus s'appliquer aux derniers rameaux de l'arbre zoologique. Ils croyaient qu'il est impossible de vivre sans être pourvus de nerfs, et désespérant d'en trouver chez ces protozoaires, ils soutinrent qu'ils ne sont que nerfs. « La gélée des méduses, des poly
» pes, etc., dit Oken qui le premier formula cette
» opinion d'une manière sévère et positive, est la
» substance nerveuse au plus bas degré, de laquelle
» n'ont point encore pu s'isoler les autres substances
» qui sont *cachées dedans ou fondues ensemble.* » Voilà l'hypothèse exposée, mais il n'y a pas de preuves pour l'appuyer. Bien plus, si l'on suit avec attention les auteurs qui l'on adoptée, on verra que les faits les forçent à faire des concessions. Ainsi, M. Carus étudie les modifications de la *matière animale primaire*, et sa transformation en vaisseaux 1 ; et M. Dugès avoue que le *tissu nerveux* est confondu avec la *substance musculeuse*, chez les monadaires et une grande partie des radiaires, chez tous les racémiaires et un grand nombre d'elminthes ; « il est répandu partout unifor-
» mément, dit-il, aussi chaque fragment conserve
» la sensibilité et la myotilité 2. » Est-il possible d'ailleurs, avec les notions physiologiques que nous avons, de concevoir une substance nerveuse qui digère,

1 Carus, *Traité élémentaire d'anatomie comparée*, tom. I, pag. 13.

2 Dugès, *Mémoire sur la conformité organique dans l'échelle animale*, pag. 58.

qui se contracte, qui aspire et qui exhale? On fait alors de cette substance nerveuse quelque chose qui ressemble singulièrement à du tissu cellulo-muqueux.

On a comparé la matière animale primaire à l'œuf des animaux supérieurs. Quelle est donc la composition de l'œuf. « L'ovule, dit RASPAIL, est une *cellule* » née sur la paroi intérieure d'une *cellule* plus grande, » faisant partie du *tissu cellulaire* de l'ovaire. Cette » *cellule ovule* a donné naissance, par les globules de » ses parois, à une autre cellule plus interne, qui » s'infiltre d'un liquide organisateur 1. » Ainsi, dans les commencemens, l'embryon des vertébrés est tout cellulo-muqueux, comme le règne animal à son état embryonnaire; et bientôt, dans l'un comme dans l'autre, ce fond commun se tranforme en nerfs et en vaisseaux; et nous pouvons invoquer encore les lois de l'analogie en faveur de notre thèse. De même que dans certains végétaux on voit, pour ainsi dire, le tissu cellulaire se former, sous les yeux de l'observateur, par des cellules qui se rapprochent et se fondent; de même aussi on voit des animaux qui se compliquent de plus en plus, qui s'accroissent par des matériaux qui leur arrivent tout formés du dehors. GRANT a observé que quand deux œufs d'éponges sont en contact, les zones qui bordent chacun d'eux se confondent, et au bout de quelques jours il ne forment qu'un seul animal 2.

1 Chimie organique.

2 CAVOLINI avait vu le même fait pour des fragmens du *Spongia rubens* à l'état adulte. — Des faits du même genre sont cités par M. DUGÈS. — Certains zoophytes observés par MM. QUOY et GUIMARD, les *dyphics*, les *hippopodes*, sont formés de vésicules transparentes agrégées ensemble, pouvant vivre

Ainsi, l'observation et l'analogie prouvent que les animaux sont formés d'un tissu cellulaire de plus en plus parfait, dans lequel se meut un liquide qui va lui aussi en se perfectionnant ; car, tandis que c'est de l'eau presque pure qui circule dans les éponges, les alcyonelles, il s'opère déjà une digestion avec des organes spéciaux dans le *veretillum cynomorium*, les Plumatelles, etc., et toujours pour le système vasculaire, nous verrons marcher de front les solides et les liquides.

V. Cependant, cette masse homogène va se spécialiser peu à peu ; elle va devenir nerfs et vaisseaux, car elle a puissance de le devenir moyennant des conditions extérieures, semblable au cambium qui se transforme en bois et en écorce ; et comme pour mieux faire sentir leur origine commune, ce sont des animaux que leur grande analogie a fait réunir en une seule famille, qui présentent les premières traces du système nerveux et du système vasculaire. Avant de vous montrer leur développement successif j'ai besoin de faire une observation qui nous servira à comprendre un grand nombre de faits composant les livres d'anatomie comparée. Partant de l'idée que le système nerveux occupe le sommet de la hiérarchie du corps humain, on a disposé les animaux

assez long-temps séparées, quoique exécutant ordinairement des mouvemens d'ensemble ; Cuvier, contrairement à l'opinion de ces Naturalistes, avait pensé que ces deux vésicules formaient un seul animal, et l'inspection des belles figures qui accompagnent le mémoire de MM. Quoy et Gaimard, pourrait venir à l'appui de cette assertion ; car il semble que l'on voit la seconde vésicule se former dans les *calpe*, les *abyla*, etc. (*Voyage de l'astrolabe-Zoologie.*)

en série linéaire, suivant le plus ou moins grand développement de ce système ; aussi, les êtres qui occupent le bas de cette échelle, ceux chez lesquels les premiers élémens nerveux apparaissent, se rapprochent beaucoup des mollusques. Ainsi, dans *l'hydatina senta*, on trouve deux ganglions réunis par une anse nerveuse ; mais en revanche, ces infusoires ont, outre plusieurs muscles distincts, un système circulatoire formé de neuf vaisseaux 1. Les acalèphes, qui font mieux encore pressentir l'organisation des malacozoaires ont une circulation complète et le sang déjà composé de globules ; mais ils sont complétement dépourvus de nerfs.

Dans les radiés qui préludent à l'organisation des insectes le système nerveux est composé de neuf ganglions formant un anneau autour de la bouche (astéries) et si nous lui comparons l'appareil circulatoire nous trouvons que, dans ces animaux, les vaisseaux sanguins communiquent directement avec les vaisseaux aquifères, disposition qui s'efface dans les holothuries en même temps que disparaît le système nerveux qui décrit par Cuvier est nié par Della-Chiaje, quoique cet anatomiste ait disséqué quelques milliers d'holothuries dans l'intention d'y reconnaître des nerfs.

De cette disposition rayonnée, de ces organes placés autour d'un centre qui rappellent la disposition des viscères abdominaux chez l'homme, nous passons, par des transitions que M. Dugès a bien établies, à la forme symétrique des animaux construits suivant un axe, et ce fait nous rappelle à son tour la poitrine et la tête des animaux supérieurs. Les organes,

1 Erhemberg, *Recherches sur les infusoires.* Ann. des Scien. nat., 2me série, tom. 1er.

jusqu'ici presque indépendans , se resserrent par un lien nouveau , ils se sentent , ils s'aiment de plus en plus , et de l'harmonie confuse d'un polype , d'une alcyonelle , nous passons par les animaux segmentés, les mollusques , les articulés, les vertébrés, à l'harmonie de l'être humain.

En étudiant les systèmes nerveux et vasculaire dans les articulés et les mollusques nous verrons qu'ils se complètent toujours , qu'ils se contrebalancent , nous verrons que le développement de l'un d'eux concorde toujours avec un développement moindre du second , et ce fait nous le retrouverons encore en comparant les mollusques et les entomozaires , comme M. Ribes l'avait déjà montré dans le couple humain et dans chacune des moitiés de ce couple.

C'est une erreur funeste aujourd'hui, quoique partagée encore par un grand nombre de naturalistes que de croire le règne animal formé par une série continue qui s'est développée suivant une ligne droite. Nous pourrions établir au contraire que chaque famille répète à elle seule tout ce qui l'a précédé , suppose tout ce qui doit la suivre ; il semble qu'après chaque effort la nature revenait au même point pour faire un effort plus considérable , et qu'ainsi a marché la création , semblable à ces vastes blocs de basalte qui dans les mers d'Irlande s'avancent accolés , et dont chacun plus élevé que celui qui le précède , et partant comme lui d'une souche commune, forme un des degrés de cette échelle immense que la superstition populaire nomma *la chaussée des géans.*

VI. Rien de distinct dans les hydatides et dans les ligules, rien si ce n'est une masse cellulo-muqueuse renfermant des œufs ou des vésicules qui , en se détachant, formeront un animal nouveau. Bientôt les deux systèmes deviennent apparens ; déjà on distingue des nerfs dans l'ascaride lombricoïde et dans la douve du foie un large collier nerveux renforcé de deux ganglions latéraux et de deux filets se distribuant à la partie postérieure du corps forment le système nerveux qui s'associe avec quelques ramifications vasculaires, dans lesquelles se meut un sang limpide et incolore, et qui sont ici les seuls représentans de l'appareil circulatoire.

Dans les annélides, les dragonneaux ne présentent ni vaisseaux ni nerfs ; mais la forme du système nerveux est très-remarquable dans les naïs où l'on trouve d'après Gruithuisen , un anneau entourant l'œsophage et une série centrale de douze ganglions. Le système vasculaire est encore à un état de simplicité très-grande ; il est formé d'une artère dorsale et d'une veine placée le long du ventre. Le sang , dont le courant se fait de l'extrêmité céphalique à l'extrêmité anale dans le premier vaisseau et en son inverse dans le second si l'on en croit M. Dugès 1 , et qui suit une route tout à fait opposée, selon Gruithuisen , est limpide comme de l'eau. Ces dispositions se perfectionnent dans les hirudinées , les néréïdes , les lombries.

Dans l'impossibilité de faire l'anatomie de toutes les classes d'animaux articulés , nous nous contenterons d'indiquer les faits principaux présentés par les

1 Dugès. Circulation dans les annélides. Annal. des scienc. nat. , 1re série, XV, 297. Remarquons que ces deux observateurs n'ont pas disséqué la même espèce ; c'est la *naïde filiforme* qui servit aux observations de M. Dugès , et Gruithuisen , disséqua la *naïde diaphane.*

crustacés et les insectes qui peuvent résumer le développement de toutes les entomozoaries et de prouver
ainsi l'universalité de la loi que nous cherchons à démontrer.

Les travaux de MM. Audouin et Milne-Edwards ont
jeté un si grand jour sur l'histoire naturelle des crustacés, que c'est presque exclusivement sur les recherches de ces deux habiles observateurs que seront
basées les réflexions que nous suggérera leur étude
anatomique.

Formées par des ganglions semblables, disposés par
paire et réunis entre eux par des cordons, les deux
chaînes qui composent le système nerveux des isopodes et des amphipodes, occupent toute la longueur
du corps. Cependant, ces deux moitiés latérales se
rapprochent de plus en plus et tendent à s'unir sur
la ligne médiane. On commence à apercevoir cette tendance sur le phyllosme : bientôt les ganglions se soudent
(homard) ils se fusionnent (palœmon) et les cordons
qui les lient seraient confondus aussi dans toutes les
parties du corps sans l'œsophage, et plus bas l'artère
sternale qui leur opposent des obstacles mécaniques
et autour desquels ils forment un anneau comme les
fibres du diaphragme autour de la veine cave. Mais
on observe encore une tendance des ganglions à se
rapprocher dans le sens de leur longueur : les filets qui
les séparent diminuent de longueur dans l'abdomen
du *cimothée*, dans le thorax du *palœmon*. Déjà tous les
ganglions thoraciques sont soudés dans la langouste ;
ils forment un anneau ovoïde dans le carcin ; enfin,
dans le *maja*, tout le système nerveux est composé
de deux masses centrales, inégales en force et en
volume, situées l'une à la tête et l'autre au thorax.
La première fournit cinq paires de nerfs aux organes

des sens, la seconde ; en distribue neuf aux viscères, et se termine par un prolongement filiforme qui est destiné à l'abdomen et à la queue.

D'un autre côté, le système vasculaire se perfectionne, et il arrive presque au même degré que celui des mollusques. Mais avant d'atteindre cette perfection, il a dû arriver par des transitions successives depuis l'argule où, d'après JURINE fils, le sang n'est pas renfermé dans des vaisseaux propres, jusqu'aux décapodes où le sang va du cœur aux différentes parties, de ces parties aux sinus veineux, des sinus veineux aux branchies, des branchies au cœur, en passant par les isopodes où le fluide nourricier se déverse dans des lacunes qui existent entre les organes à la face supérieure du corps, et les stomapodes dont le cœur allongé, semblable à un simple vaisseau, n'a pas même de parois musculaires. Le sang est allé lui aussi en se perfectionnant, et celui de l'écrevisse présente déjà des globules rougeâtres analogues à ceux du sang des mammifères, mais plus discoïdes.

Tels sont les crustacés. — Pour en finir avec les thoroazoaires, nous parlerons des insectes ; mais ici nous suivrons une marche différente, et au lieu d'étudier la série entière des hexapodes, nous étudierons le développement d'un insecte en particulier ; nous montrerons que depuis sa sortie de l'œuf jusqu'à son accroissement le plus parfait, à travers ses transformations successives, il offre des périodes analogues à celle du groupe entier. Ce sera préparer ce que nous aurons à dire plus tard sur l'embryon humain ; ce sera montrer que chaque point de la série représente dans le temps ce que la série entière est dans l'espace ; ce sera apporter une preuve nouvelle à cette grande vérité : que l'Univers et les divers êtres dont l'association le compose obéissent à une loi commune qui se spécialise pour chaque cas particulier.

Le système nerveux de la chenille se compose de treize ganglions disposés dans toute la longueur du corps. A mesure que la larve poursuit son évolution pour devenir papillon, on observe des changemens analogues à ceux que nous avons étudié dans la série des crustacés, et le système nerveux de l'animal parfait est réduit à sept ganglions. La chaine ganglionnaire a perdu à peu près la moitié de sa longueur ; elle est formée de deux masses centrales et de cinq renflemens, elle offre déjà une ressemblance assez grande avec le moelle épinière et le cerveau des animaux supérieurs 1. Il est à regretter que des observations aussi minutieuses n'aient pas été faites pour l'appareil circulatoire, et nous verrons plus tard ce qu'il faut entendre par ce mot chez les insectes ; à peine trouve-t-on quelques phrases vagues dans les essais anatomiques de Lyonnet, que de Haan publia il y a peu d'années.

1. Le développement du système nerveux des hémiptères présente des faits analogues. Il se compose d'abord d'un ganglion céphalique et de deux thoraciques, il n'y en a pas dans l'abdomen; ces deux ganglions sont réunis entre eux et par deux cordons qui tendent à se fusionner, comme il est facile de le voir en comparant les figures 202-203-201 des recherches de M. Léon Dufour. Distincts et séparés dans toute leur longueur chez la *nepa cinerea*, ils sont déjà réunis dans leurs parties abdominales et les ganglions thoraciques sont accolés dans la *cicada orni*. Enfin le *pentatoma grisca* a les cordons abdominaux fusionnés; entre les ganglions thoraciques et le céphalique, ils ne sont qu'accolés et laissent traverser l'ésophage. (MÉMOIRES DE L'INSTITUT, *Savans étrangers*. Tom. IV).

VII. Telles sont les formes principales que revêtent les systèmes nerveux et vasculaire des animaux articulés. Nous avons suivi dans l'exposition des faits la série indiquée par le degré de puissance des nerfs, notre but étant de prouver que c'est principalement par les entomozoaires que cet appareil fait son développement, c'est ce que mettra hors de doute, la comparaison que nous ferons plus tard des articulés et des mollusques. Pour le moment qu'il nous suffise de démontrer que toujours les deux systèmes se complettent; et pour ne parler que des classes qui sont arrivées à un grand degré de perfection, nous voyons dans les insectes, dont le système nerveux joint un commencement de décentralisation de *diversité* à un haut point de concentration d'*unité*, le système circulatoire nul ou reduit à une simple lacune dans laquelle se meut un liquide verdâtre et sans organisation. Dans les crustacés, au contraire, dont les dispositions vasculaires font déjà pressentir celle des mollusques, le système nerveux n'est que concentré, n'est que centralisation. L'étude des arachnides, ces êtres intermédiaires aux crustacés et aux insectes, et dans lesquels le système nerveux est moins développé que dans les seconds, et le système nerveux a moins de puissance que celui des premiers, vient encore à l'appui de la vérité que nous établissons.

Remarquons en passant la tendance de ces deux systèmes généraux de l'économie. L'un partant de ganglions disséminés et liés à peine par quelques filets, tend de plus en plus à se confondre, à se fusionner en un seul centre, son mouvement est de concentration, sa force est dans l'unité, tandis que le systéme vasculaire, réduit d'abord à un simple réservoir, étend de plus en plus son domaine ; se ramifie à l'infini, décentralise son action jusqu'à ce qu'il soit arrivé au plus grand degré de diversité. Le premier fait, l'étude des entomozoaires, l'a prouvé d'une manière évidente ; nous espérons que l'anatomie des mollusques mettra au grand jour la vétité du second.

Sans revenir sur ce que je disais plus haut en étudiant les mollusco-infusoires, sans répéter des détails anatomiques toujours fastidieux quand ils sont multipliés, nous allons chercher à vérifier cette loi par l'étude directe et comparée des systèmes nerveux et vasculaire des diverses classes de mollusques.

L'appareil circulatoire des acéphales sans coquille est formé comme celui des *naïs*, d'un vaisseau dorsal et d'un vaisseau ventral, l'appareil nerveux est presque nul ou réduit à un simple filet qu'on *pourrait*, dit Carus, regarder comme un nerf. Les ascidies présentent un ganglion entre l'extrémité orale et celle de l'anus, mais les vaisseaux sont moins développés encore que dans les *salpa* dont nous venons de parler.

Le système circulatoire a fait un progrès immense dans les acéphales testacés ; tandis que le système nerveux, n'est formé que par trois ou quatre ganglions, qu'unissent des fibres très-longs. Les veines du corps conduisent le sang dans les vaisseaux branchiaux qui le transportent au cœur, et celui-ci le distribue à la périphérie, à l'aide de plusieurs troucs artériels. Le cœur prend lui-même une organisation plus complexe. Dans l'huitre il n'offre qu'une oreillette et qu'un ventricule ; dans la mulette l'oreillette est déjà cloisonnée, et le cœur des tarets présente quatre cavités 1.

Les gastéropodes ont une circulation double qui se fait à travers le cœur et le poumon; le cœur est pourvu d'un ventricule, poussant à la périphérie du corps le sang qui ne contient jamais de globules, d'où le ramènent deux veines-caves s'anastomosant à un canal de jonction, qui donne naissance aux artères pulmonaires; celles-ci se ramifient dans les poumons ou les bronches, et se continuent avec la veine pulmonaire qui déverse le sang dans l'oreillette du cœur. Le système circulatoire des ptéropodes et des cyclobranches est taillé sur le même modèle. On voit facilement les points qui rapprochent cette circulation de celle des vertébrés, et si la loi que nous avons posé est vraie, le système nerveux doit avoir

1 Les dissections les plus minutieuses n'ont pu faire découvrir à Wagner aucun vaisseau dans les balanes, et généralement le systéme vasculaire des cirripèdes est totalement inconnu. Les nerfs, au contraire très-développés, présentent de l'analogie avec ce que nous avons décrit dans les articulés.

«Le système nerveux de l'anatife est tout à fait semblable à celui des animaux articulés. Le cerveau est composé de quatre petites lobes, placées en travers sur l'œsophage, donnent chacun un nerf, puis ils se réunissent assez bas par le moyen de deux ganglions, d'où partent les nerfs pour la première paire de pieds. Les deux cordons marchent en suite parallèlement le long du ventre, se renflent d'espace en espace en doubles ganglions comme dans tous les animaux articulés, et donnant de chacun de ces ganglions les nerfs aux parties environnantes.....»

Il n'y aurait rien d'étonnant que bien des naturalistes ne pensassent que les cirropodes appartiennent aux articulés, et nous ne blâmons pas ceux qui croient devoir s'y ranger. » — Cuv., *Anat. des mollusques*. — Cette observation de Cuvier appuye fortement l'opinion que je soutiens.

bien moins de rapport avec la moelle-épinière et l'encéphale. Et, en effet, les premiers ganglions sont unis ensemble ; les seconds sont écartés et liés par un cordon de communication qui compose l'anneau œsophagien ; de ces deux ganglions partent des nerfs qui se continuent dans toute la longueur du corps, sans se renfler, ni communiquer entre eux. Le ganglion cérébral manque dans quelques cas (hélix vivipare), et le collier nerveux est formé par les seconds.

Enfin, dans les céphalopodes , l'observation fait reconnaître trois cœurs , deux branchiaux , recevant chacun une division de la veine-cave , et poussant le sang aux branchies, d'où il revient par les veines branchiales à un troisième cœur , qui le distribue dans tout le corps. Voilà tous les élémens du cœur des mammifères ; quant à leur système nerveux , bien que supérieur à celui des autres mollusques, il n'est pas encore comparable , quoiqu'on en ait pu dire, à celui des insectes , et si l'observation directe n'était pas là pour le prouver, la seule analogie qui existe entre la disposition ganglionnaire des céphalopodes et celle des doris et des tritonies , viendrait prouver son infériorité.

Jusqu'ici, en suivant l'évolution des systèmes nerveux et vasculaire dans les entomozoaires et les malacozoaires, nous avons montré qu'ils tendaient toujours à se compléter, qu'ils tendaient toujours à l'harmonie. Mais nous n'avons encore étudié que des animaux isolés, nous nous sommes trop tenus jusqu'ici au point de vue individuel, nous allons maintenant, examinant les masses, suivre d'un côté le développement nerveux, de l'autre le développement vasculaire. Nous verrons comment les articulés et les mollusques sont les deux moitiés d'un même tout, sont les deux moitiés qui se supposent, et nous ferons mieux sentir encore l'harmonie qui lie les êtres divers dont l'association forme le règne animal.

Dans un autre travail , nous étudierons les deux systèmes combinés dans les vertébrés ; nous verrons comment l'embryon humain repète à sa manière les diverses phases du développement animal, et nous ferons voir enfin, comment les modifications des divers organes sont liés à des modifications analogues dans les trois systèmes généraux de l'économie.

M. SERRES, ayant traité, dans son anatomie comparée du cerveau , la question du développement des nerfs dans les mollusques et dans les articulés ; nous nous contenterons d'analyser ce chapitre, un des plus remarquables de son ouvrage. Ce sera prouver, d'ailleurs, que nous ne torturons pas les faits pour les faire entrer dans notre conception, que nous les prenons tels qu'ils nous arrivent, mais que seulement nous avons une hypothèse assez large pour les contenir tous.

Un fait a été établi par ce livre, c'est que le système nerveux des animaux répète à sa manière, dans son évolution embryonnaire, l'état permanent des êtres inférieurs ; si l'on se rappelle ce que nous avons dit de l'état nerveux des crustacés inférieurs et des larves d'insectes, on trouvera facilement l'analogie avec les mollusques; ainsi , dans les uns et les autres, il y deux cordons nerveux soudés tantôt supérieurement, tantôt à leur partie inférieure. Mais cette désagréation des cordons nerveux est la condition constante chez les mollusques et les larves d'insectes. Encore, chez ces dernières, un moment arrive où les ganglions et les filets qui les lient ne forment plus qu'un seul cordon médian. Si l'on compare ensuite les

ganglions eux-même, on verra que jamais dans les mollusques s'est opéré cette fusion que nous avons signalé dans les décapodes et les insectes parfaits. On nous objectera peut-être les céphalopodes qui, s'il fallait en croire un Naturaliste célèbre, sont les animaux invertébrés les plus parfaits, et qui auraient fait pour lui le passage des vertébrés, si toutefois il ne pu adopter l'idée du type commun. Ici, nous laissons parler M. Serres, et ses observations citées par Geoffroy-St-Hilaire, dans la fameuse discussion à l'Académie des sciences, ne furent pas contestées par Cuvier. « On a placé, dit-il, le système nerveux
» des mollusques céphalopodes bien au-dessus de
» celui des insectes et des crustacés ; tout paraît se
» se réunir, au contraire, pour le mettre plus bas.
» Il se rapproche tellement de celui de la tritonie
» et des doris, qu'on est surpris de voir que cette
» analogie n'ait pas frappé les zootomistes. Si nous
» prenons la sèche pour exemple, nous voyons les
» ganglions céphaliques réunis comme chez les doris ;
» il résulte de la disposition divergente des cordons,
» que ces ganglions sont très écartés inférieurement.
» Rapprochez ces ganglions ainsi écartés, ramenez-
» les au point du contact, et vous aurez le système
» nerveux de la mulette des peintres, ou mieux
» encore vous formerez celui de certains mollusques
» gastéropodes, telles que l'hélice vigneronne 1. »

Il est bien prouvé, je crois, que le système nerveux des molluques est analogues à celui de la larve de l'insecte ; mais il est incontestable que l'insecte est un progrès immense sur la larve, et que ce progrès s'est fait surtout dans les nerfs.

1 Serres, *Anat. Comp. du cerveau*, tom. II, pag. 23.

Si nous suivons , au contraire , le développement du système vasculaire, combien n'arrivons nous pas à une conclusion opposée.

Nous ne parlerons plus de l'appareil circulatoire , des crustacés , dont nous avons fait sentir les rapports avec celui des mollusques. Mais les insectes présentent des considérations assez importantes pour que nous nous y arrêtions. Deux opinions partagent encore les entomotomistes. Les uns veulent voir dans le vaisseau dorsal un appareil circulatoire , et il suffit de signaler ce fait pour qu'on s'aperçoive de la grande infériorité de cette circulation sur celles des mollusques. Les autres, et ce sont les plus nombreux, croient que le sang est épanché dans les tissus où l'air vient le chercher , tandis que le vaisseau dorsal n'est plus qu'un organe atrophié. Les travaux de M. Léon Dufour sur les hémiptères , me semblent avoir prouvé d'une manière péremptoire cette dernière opinion 1. Voyons à quelle conclusion nous amènera son examen.

La circulation , ou mieux la fonction qui a pour but de fournir aux organes le liquide nourricier , est formée de deux fonctions inséparables , la respiration et la circulation. La première suppose surtout activité de la part des organes qui poussent le sang vers l'air atmosphérique ; la seconde , au contraire, suppose activité de l'air qui vient cher-

1 Recherches sur les hémiptères , *Mémoires de l'Institut. Savans étrangers; tom. IV.* — Strauss , qui soutient l'opinion de la circulation dans le vaisseau dorsal , dit pourtant dans son anatomie des animaux articulés : « Le sang étant *simplement épanché* dans la cavité du corps , les gaz qui s'en séparent ne peuvent produire la rupture *d'aucun organe* , pag. 308

cher le sang à travers des organes presque passifs.
Et ces fonctions sont toujours en harmonie, se complètent toujours pour arriver au but donné. « C'est
» un fait établi, dit Léon Dufour, que dans les ani-
» maux où il y a une circulation générale d'air, celle-
» ci exclut ou remplace la circulation générale du
» sang ou du liquide analogue. Ces deux systèmes
» circulatoires simultanés sont incompatibles. » Chez
les insectes, la circulation sanguine est remplacée
par une circulation aérienne très développée ; et les
vaisseaux trachéens sont tellement ramifiés que si
l'on jette les yeux sur une figure qui représente les
trachées, on verra de suite la grande analogie qu'elles
ont avec la distribution artérielle des autres animaux ; mais cette circulation aérienne suppose bien
moins d'activité de la part de l'individu que la circulation sanguine ; et c'est là une grande preuve de
l'infériorité des insectes sur les mollusques, chez
lesquels les vaisseaux renforcés par des cœurs qui
envoient le sang vers l'air extérieur dans un système
respiratoire peu développé, et dont le degré le
plus élevé, se trouve chez les gastéropodes et non
dans les céphalés dont nous signalions tantôt le grand
développement nerveux 1.

1 L'expérience suivante dont nous empruntons textuellement
les détails à Lyonnet, prouve encore que les trachées ont rem-
placé les artères. « On peut avancer avec assez de ressemblance,
» dit-il, qu'un de leurs usages (des trachées) est de concourir
» avec les nerfs à la contraction des muscles pour opérer les
» mouvemeus ; vu que j'ai expérimenté plus d'une fois à notre
» chenille que je recouvrai d'huile, à quelques reprises, les
» stigmates de trois ou quatre anneaux qui se suivent, ces
» anneaux devenaient gonflés et paralytiques, et ils restaient
» pendant plusieurs jours, après quoi ils se dégonflaient et re-

Une dernière preuve du peu d'importance de la circulation chez les insectes, est la facilité avec laquelle on peut l'interrompre, sans faire périr l'animal. Lyonnet a tenu jusqu'à dix-huit jours des chenilles entièrement submergées dans des tubes remplis d'eau, et après, elles ont repris en moins de deux heures le mouvement qu'elles avaient perdu dès la première heure de submersion. Des *melolountha vulgaris* plongés sous l'eau pendant quatre-vingt-quatre heures, par M. Strauss, sont revenus à la vie. Le même auteur a vu un *disticus marginalis*, qui nageint avec son agilité ordinaire dans un bassin couvert de glace depuis quinze jours, et où il n'avait pas d'air pour respirer. Enfin, M. Léon Dufour a constaté par des expériences analogues, quoique faites dans un autre but, que les *nepa cinerea* pouvaient rester sous l'eau plusieurs heures.

Je crois avoir établi d'une manière positive que le développement des deux systèmes généraux se fait en sens inverse dans les grandes classes d'invertébrés, qui toutes deux partent d'animaux complétement cellulo-muqueux. Les travaux de M. Ribes ont prouvé l'égalité du *système nerveux* et du *système vasculaire*, et par suite l'égalité de la série animale des *insectes* et des *mollusques*, égalité pressentie par M. Dugès, quand dans son conspectus il plaça ses *héliciaires* (mollusques) presqne au même degré que les *astacaires* (insectes) égalité formulée dans un jour de réaction par Geoffroy-S^t.-Hilaire, qui

---

« prenaient leur premier état d'activité, apparemment parce » l'huile s'étant dissipé, les vaisseaux s'étaient rouverts. » Lyonnet, anatomie de la chenille qui ronge le bois de saule, pag. 79.

n'en a pas tenu compte dans les travaux ultérieurs 1 , et qui doit servir désormais de base aux classifications du règne animal et à la philosophie zoologique.

1 « Que leurs viscères de la nutrition et de la reproduction « accrus par l'hypertrophie du système sanguin aient été le » sujet des premières études , il a fallu, d'après cette observa- » tion , remonter les céphalopodes dans la série et les tenir » assez près des poissons , quand tout récemment pour l'atro- » phie de leur système nerveux on les a descendus plus bas. » Aujourd'hui , en balançant le fort par le faible , *ou considérés* » *les céphalopodes et les mollusques comme devant occuper une* « *ligne parallèle à celle des insectes.* » Geoffroy-St-Hilaire, principes de philosophie zoologique, pag. 71 , à la fin de la note.

Montpellier. — *Juin* 1836.

MONTPELLIER, — Imprimerie de Mad. veuve AVIGNON.

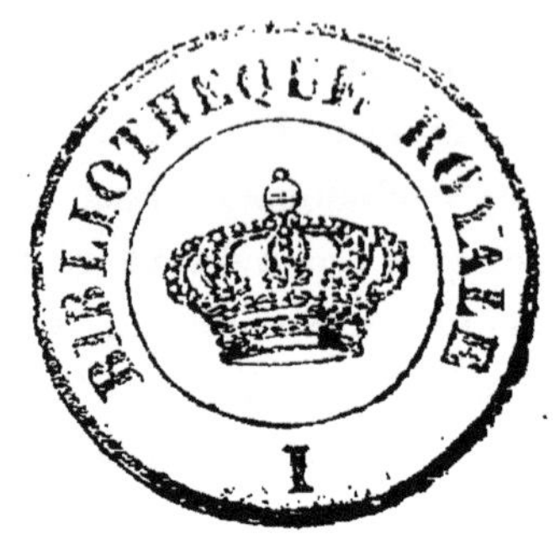